BEI GRIN MACHT SICH IHR WISSEN BEZAHLT

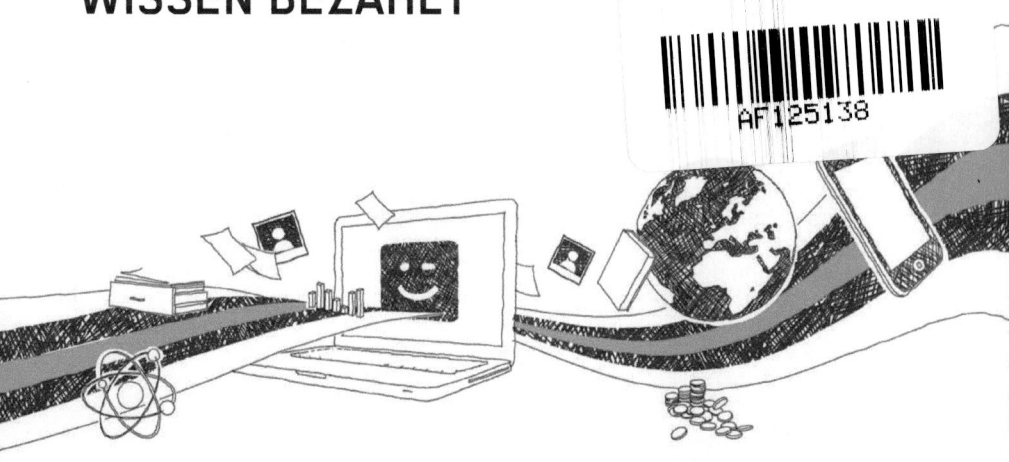

- Wir veröffentlichen Ihre Hausarbeit,
  Bachelor- und Masterarbeit

- Ihr eigenes eBook und Buch -
  weltweit in allen wichtigen Shops

- Verdienen Sie an jedem Verkauf

Jetzt bei www.GRIN.com hochladen
und kostenlos publizieren

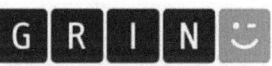

Bibliografische Information der Deutschen Nationalbibliothek:

Die Deutsche Bibliothek verzeichnet diese Publikation in der Deutschen National-
bibliografie; detaillierte bibliografische Daten sind im Internet über http://dnb.d-
nb.de/ abrufbar.

Impressum:

Copyright © 2015 GRIN Verlag
Druck und Bindung: Books on Demand GmbH, Norderstedt Germany
ISBN: 9783668809765

Dieses Buch bei GRIN:

https://www.grin.com/document/442413

Saskia Ziegler

Trainingslehre 3 im Gesundheitsmanagement. Beweglichkeitstraining

GRIN Verlag

GRIN - Your knowledge has value

Der GRIN Verlag publiziert seit 1998 wissenschaftliche Arbeiten von Studenten, Hochschullehrern und anderen Akademikern als eBook und gedrucktes Buch. Die Verlagswebsite www.grin.com ist die ideale Plattform zur Veröffentlichung von Hausarbeiten, Abschlussarbeiten, wissenschaftlichen Aufsätzen, Dissertationen und Fachbüchern.

Besuchen Sie uns im Internet:

http://www.grin.com/

http://www.facebook.com/grincom

http://www.twitter.com/grin_com

Deutsche Hochschule für

Prävention und Gesundheitsmanagement

Hermann Neuberger Sportschule 3

66123 Saarbrücken

Einsendeaufgabe

Fachmodul: Trainingslehre 3

Studiengang: Gesundheitsmanagement

Datum

Präsenzphase   **05.10.15 – 07.10.15**

Name, Vorname: Ziegler, Saskia

Studienort: **Köln**

Semester: **Wintersemester 2013**

Inhaltsverzeichnis

1 Personendaten

Tabelle 1: Allgemeine Daten

Allgemeine Daten zur Person	
Alter	55
Geschlecht	weiblich
Körpergröße	1,62 cm
Körpergewicht	60 kg
Trainingsmotive	fit für den Alltag bleiben, Wohlbefinden stärken, Ausgleich zum Berufsalltag
berufliche Tätigkeit	Versicherungskauffrau
frühere sportliche Aktivität	1 x pro Woche Walken für 30 Min. mit ca. 6 km/h Durchschnittsgeschwindigkeit
aktuelle sportliche Aktivität	seit einem halben Jahr keine regelmäßige Aktivität, gelegentlich Radtouren je 45Min/ Einheit, Gymnastikkurse je 60 Min/ Kurs
Leistungsstufe/ Umfang	untrainiert, seit einem halben Jahr keine Aktivität
zeitlicher Verfügungsrahmen	täglich je 60 Minuten
Allgemeiner Gesundheitszustand der Person	
orthopädische/ internistische Probleme	gelegentlich leichte Rückenschmerzen, sowie Verspannungen im HWS-Bereich
ärztliche Behandlungen	keine
Einnahme von Medikamenten	keine
sonstige gesundheitliche Einschränkungen	keine

1.1 Bewertung der oben genannten Daten im Hinblick auf die Belastbarkeit/ Trainierbarkeit der Person:

Das Alter der Person lässt nicht mehr auf vollste körperliche Beanspruchung, wie eines 25- Jährigen, deuten. Allerdings ist die Person für das Alter eines „50-Jährigen" in einer guten Verfassung. Der Gesundheitszustand ist fast uneingeschränkt, einzig zu berücksichtigen sind gelegentlich leichte Rückenschmerzen, sowie Verspannungen im HWS-Bereich. Daher ist die Person als relativ gut belastbar einzustufen.

Hinsichtlich der Trainierbarkeit ist zu sagen, dass gute Voraussetzungen gegeben sind, da keine gravierenden körperlichen Einschränkungen bestehen.

Der aktuelle Trainingszustand kann durch regelmäßig sportliche Aktivität noch stark verbessert werden.

2 Beweglichkeitstestung

Tabelle 2: manueller Beweglichkeitstest (modifiziert nach Janda)

zu testende Muskelgruppe	Durchführung	Messbereich/ Normwerte	Testergebnisse Proband
Brustmuskulatur	- Rückenlage auf der Liege - Beine zur Fixierung des Beckens anwinkeln - Füße aufstellen - den zu testende Arm im Ellenbogengelenk 90 Grad beugen und im Schultergelenk nach außen rotieren - den zu testenden Arm in dieser Position Richtung Horizontale bewegen - LWS stabilisieren „Bauchmuskulatur anspannen"	Position des Oberarmes zur Horizontalen Stufe 0: Oberarm erreicht die Horizontale; durch leichten Druck kann der Oberarm unter Horizontale bewegt werden → keine Beweglichkeitsdefizite Stufe 1: Oberarm erreicht Horizontale nicht; durch leichten Druck kann der Oberarm zur Horizontale bewegt werden → leichte Beweglichkeitsdefizite Stufe 2: Oberarm erreicht Horizontale auch durch Druck nicht → deutliche Beweglichkeitsdefizite	Der Oberarm (links / rechts) erreicht ohne Probleme die Horizontale; durch leichten Druck war es möglich den Oberarm unter die Horizontale zu bewegen. → Stufe 0 → keine Beweglichkeitsdefizite auf beiden Seiten
Hüftbeugemuskulatur	- in Rückenlage auf der Liege - das Gesäß schließt am unteren Ende der Liege ab - beide Beine im Überhang - ein Bein angewinkelt zum Oberkörper maximal anziehen, anderes Bein bleibt locker hängen - Tester beobachtet die Hüftflexion des freien Beines - zu beachten: Becken darf nicht abheben	Position des Oberschenkels im Verhältnis zur Körperlängsachse (Hüftbeugewinkel) Stufe 0: Oberschenkel erreicht Horizontale; durch leichten Druck kann der Oberschenkel unter Horizontale bewegt werden → keine Beweglichkeitsdefizite Stufe 1: leichte Hüftbeugestellung; durch leichten Druck kann der Oberschenkel zur Horizontale bewegt werden → leichte Beweglichkeitsdefizite Stufe 2: Oberschenkel erreicht Horizontale auch durch Druck nicht → deutliche Beweglichkeitsdefizite	Zu beobachten ist eine leichte Hüftbeugestellung des freien (links / rechts) Beines. Durch vorsichtigen Druck war es möglich den Oberschenkel zur Horizontalen zu bewegen. → Stufe 1 → leichte Beweglichkeitsdefizite auf beiden Seiten
Kniestreckmuskulatur	- in Rückenlage auf der Liege - Gesäß schließt am unteren Ende der Liege ab - Beine im Überhang	Winkel zwischen Ober- und Unterschenkel (Kniebeugewinkel) Stufe 0: Unterschenkel hängt senkrecht herab;	Der Unterschenkel des zu testenden Beines (links / rechts) ist minimal nach vorne gestreckt. Durch Mithilfe des Testers konnte

	- ein Bein angewinkelt maximal zum Oberkörper anziehen - Gegenbein im maximal möglichen Hüftextensionswinkel durch Tester fixieren - dieses Bein durch Tester in den höchstmöglichen Kniebeugewinkel bewegen, indem Unterschenkel durch Druck in Richtung Gesäß geschoben wird - zu beachten: die Fixierung des Beckens und im LWS-Bereich an der Liege; Liege darf die Beugung im Kniegelenk nicht beeinträchtigen	durch leichten Druck des Testers ist es möglich Kniebeugung zu vergrößern → keine Beweglichkeitsdefizite Stufe 1: Unterschenkel ist leicht nach vorne gestreckt; durch leichten Druck des Testers wird ein 90 Grad Kniebeugewinkel erreicht → leichte Beweglichkeitsdefizite Stufe 2: Unterschenkel ist deutlich nach vorne gestreckt; auch durch leichten Druck des Testers wird der 90 Grad Kniebeugewinkel nicht erreicht → deutliche Beweglichskeitsdefizite	der Winkel zwischen Ober- und Unterschenkel auf 90 Grad vergrößert werden. → Stufe 1 → leichte Beweglichkeitsdefizite auf beiden Seiten
Kniebeugemuskulatur	- in Rückenlage auf der Liege - das nicht zu testende Bein im Hüft- und Kniegelenk beugen und aufstellen - Tester schiebt das zu testende Bein mit gestrecktem Kniegelenk Richtung Oberkörper in die höchstmögliche Hüftflexion - die Patella bleibt dabei frei - zu beachten: zu testendes Bein bleibt in der Streckung, anderes Bein in Ausgangsposition	Winkel zwischen Beinachse und Longitudinalachse (Hüftbeugewinkel) Stufe 0: Flexion im Hüftgelenk ist im Ausmaß von 90 Grad möglich → keine Beweglichkeitsdefizite Stufe 1: Flexion ist im Hüftgelenk bis zwischen 80-90 Grad möglich → leichte Beweglichkeitsdefizite Stufe 2: Flexion ist im Hüftgelenk nur unter 80 Grad möglich → deutliche Beweglichkeitsdefizite	Die Flexion des zu testenden Beines (links/ rechts) erreicht im Hüftgelenk ungefähr einen 70-Grad-Winkel → Stufe 2 → deutliche Beweglichkeitsdefizite auf beiden Seiten
Wadenmuskulatur (Testung mit gestrecktem bein :Zwillingswadenmuskel)	- in Rückenlage auf der Liege - das nicht zu testende Bein beugen, den Fuß auf die Liege aufstellen - das zu testende Bein strecken, die Hälfte des Unterschenkels ragt über die Liege heraus - Tester greift das Bein am Fersenbein, andere Hand ergreift den Fuß von der Fußaußenkante - Tester führt einen Hauptzug an der Ferse aus und zieht distal auswärts - sein Daumen der anderen Hand drückt <u>au</u>-	Dorsalextension Stufe 0: Dorsalextension ist mindestens bis zur 0 Grad-Stellung möglich → keine Beweglichkeitsdefizite Stufe 1: die 0 Grad-Stellung wird nicht erreicht; eine Dorsalextension ist allerdings möglich → leichte Beweglichkeitsdefizite Stufe 2: Dorsalextension ist nur bis 10 Grad unterhalb der 0 Grad-Stellung möglich → deutliche Beweglichkeitsdefizite	Eine Dorsalextension der Ferse und dem Vorfuß (links/ rechts) ist ungefähr nur 10 Grad unterhalb der 0-Grad-Stellung möglich. → Stufe 2 → deutliche Beweglichkeitsdefizite auf beiden Seiten

ßen den Vorfuß mit leichtem Druck zum Schienbein (max. Dorsalextension)		

2.1 Bewertung/ Interpretation der ermittelten Testergebnisse aus dem oben genannten Beweglichkeitstests:

Die Testperson weist anhand der Testergebnisse leichte bis deutliche Beweglichkeitsdefizite im unteren Teil des Körpers auf. Lediglich eine von fünf getesteten Muskelgruppen war der Norm (Stufe 0) entsprechend, sprich ohne Beweglichkeitseinschränkungen. Dies betrifft den großen Brustmuskel (M. pectoralis major).

Desweiteren wurden der M. rectus femoris und der M. iliopsoas getestet, die beide leichte Beweglichkeitsdefizite aufweisen (Stufe 1). Darüber hinaus liegen bei dem Mm. Ischiocrurales und dem Mm. triceps surae (getestet wurde speziell der M. gastrocnemius) deutlich ersichtliche Defizite vor (Stufe 2).

Daraus resultierend lässt sich sagen, dass die Testperson zum Testzeitpunkt weitgehend Beweglichkeitsdefizite, hauptsächlich im unteren Bereich des Körpers, aufzeigt. Die Beweglichkeit ist zufolge des angewandten Tests in einem geringfügig ausgeprägtem Zustand.

Vermutlich sind diese Defizite auf einen Bewegungsmangel und andauernd eingeschränkte Bewegungsamplituden im Alltag zurückzuführen.

3 Trainingsplanung Beweglichkeitstraining

Um eine größtmögliche Verbesserung der Beweglichkeit zu erzielen, wird als Belastungsgefüge ein Optimalprogramm für das Dehntraining vorgesehen, welches in der folgenden Tabelle dargestellt wird. Dieses Belastungsgefüge gilt für alle zur Anwendung kommenden Dehnübungen im Rahmen des eigenständigen Beweglichkeitstrainings.

Tabelle 3: Optimalprogramm für ein Dehntraining

Belastungsparameter	Optimalprogramm
Dehndauer	45 Sekunden
Sätze pro Übung	3-4
Trainingshäufigkeit pro Woche	täglich

Dehnintensität	möglichst hoch, in Richtung „maximales" Dehnen

Dehnübung 1: Dehnung der Wadenmuskulatur

Durchführung:

- feste Standposition, ein Bein nach vorne aufstellen und im Kniegelenk leicht beugen

- das hintere Bein ist gestreckt, der Fuß und die Ferse haben Kontakt zum Boden

- die Fußspitzen beider Füße zeigen parallel nach vorne

- Becken und Oberkörper nach vorne neigen bis der Rücken und das gestreckte Bein eine Linie bilden und ein Dehnreiz in der in der Wade auftritt

- diese Position 45 Sekunden halten, danach lösen, Übung 4 x je Bein wiederholen

Dehnmethode: statisch / passiv

Anvisierte Zielmuskulatur: primär Zwillingswadenmuskel

Dehnübung 2: Hüftgelenkadduktoren

Durchführung:

- Rückenlage, beide Beine nach oben nehmen, im Kniegelenk strecken (durch Fixierung des Kniegelenks in maximaler Streckung zusätzliche Dehnung des zweigelenkigen Muskels der Hüftgelenkadduktoren)

- beide Beine ziemlich weit spreizen

- mit den Händen jeweils die Oberschenkelinnenseiten auseinander drücken

- 10 Sekunden die Zielmuskulatur kontrahieren d.h. Druck gegen die Hände mit den Oberschenkeln ausüben, Zielmuskulatur entspannen für 3 Sekunden

- beide Beine wieder weit auseinander spreizen, diese Dehnposition für 20 Sekunden halten

- erneute Kontraktion der Zielmuskulatur, sowie anschließende Entspannung

- erneutes Einnehmen der Dehnposition (etwas größere Amplitude)

- es erfolgt ein Wechsel zwischen Anspannung, Entspannung und Dehnung über eine Zeit von 60 Sekunden, Übung 4 x wiederholen

Dehnmethode: postisometrisch / aktiv-passiv

Anvisierte Zielmuskulatur: primär langer, großer und kurzer Oberschenkelanzieher, sekundär schlanker Muskel

Dehnübung 3: Hüftflexoren

Durchführung:

- beide Knie auf einer Matte aufstützen, ein Bein ziemlich weit nach vorne aufstellen, Fußspitze und Knie bilden eine Linie
- das andere Bein und <u>Knie</u> bleiben in Kontakt mit der Matte, der Rücken ist gerade
- Oberkörper in aufrechter Position leicht nach vorne lehnen, die Hüfte Richtung Boden schieben
- die Arme sind auf dem Oberschenkel des vorderen Beines abgestützt
- diese Position statisch halten, Übung 4 x je Bein wiederholen

Dehnmothe: statisch / passiv

Anvisierte Zielmuskulatur: Lendendarmbeinmuskel

Dehnübung 4: Kniebeugemuskulatur

Durchführung:

- Rückenlage, beide Beine liegen gestreckt am Boden auf
- das zu testende Bein wird mit beiden Händen durch einen Zug am Oberschenkel in die maximal mögliche Hüftgelenkflexion geführt, dabei bleibt das Gegenbein ausgestreckt am Boden liegen (durch Zug an den Oberschenkeln ist dies der passive Teil der Dehnung)
- zusätzlich wird das zu testende Bein im Kniegelenk maximal gestreckt (dies ist der aktive Teil der Dehnung)
- aktiv-passiv Dehnposition statisch halten, Übung 4 x je Seite wiederholen

Dehnmethode: statisch / Kombination aktiv-passiv

Anvisierte Zielmuskulatur: ischiocrurale Muskelgruppe

Dehnübung 5: Kniestreckmuskulatur

Durchführung:

- in Seitenlage auf den Boden legen, den unteren Arm verschränken, sodass dieser ein Polster für den Kopf darstellt

- unteres Bein im Kniegelenk 90 Grad anwinkeln und vor dem Körper positionieren, sodass eine Gleichgewichtshilfe sowie eine Fixierung des Beckens gewähr-
  leistet wird
- das obere Bein im Kniegelenk beugen, mit der freien Hand den Unterschenkel
  greifen und das Bein nach hinten ziehen, Ferse Richtung Gesäß schieben
- dabei bleibt das obere Bein parallel zum Boden, ein seitliches Ausweichen und
  ein Hochkreuz sollen vermieden werden
- das Becken leicht nach hinten schieben
- diese Position statisch halten, Übung 4 x je Seite wiederholen

Dehnmethode: statisch / Kombination aktiv-passiv

Anvisierte Zielmuskulatur: vierköpfiger Oberschenkelmuskel

Dehnübung 6: Rückenstreckmuskulatur

Durchführung:

- in Vierfüßerstand auf den Boden stützen, die Arme sind gestreckt und die Hände
  auf Höhe der Schultern positioniert
- den Rücken sehr runden, einen „Buckel" machen, den Bauchnabel dabei nach
  innen Richtung Decke ziehen
- anschließend diese Position verlassen, Rücken gerade machen
- im Wechsel Dehnposition wieder einnehmen und verlassen, dabei ist zu beach-
  ten, dass die Bewegungen langsam und kontrolliert ausgeführt werden
- es wird keine konkrete Wiederholungszahl vorgegeben, als Orientierung gilt die
  Dehndauer von 45 Sekunden wie bei der statischen Dehnung
- gesamte Übung 4 x wiederholen

Dehnmethode: dynamisch / aktiv

Anvisierte Zielmuskulatur: autochthone Rückenmuskulatur

Dehnübung 7: Brustmuskulatur

Durchführung:

- feste Standposition, Füße dafür hüftbreit aufstellen, Knie minimal beugen
- der Rücken ist gerade und der Rumpf fest

- die Arme seitwärts strecken und eine Supination durchführen, sodass die Handinnenseiten zur Decke zeigen, die Daumen zeigen nach hinten
- die Schulterblätter zur Wirbelsäule ziehen, Schultern bleiben dabei entspannt / unten
- diese Position im Wechsel langsam verlassen und wieder einnehmen
- Wiederholungszahl siehe Übung 6
- gesamte Übung 4 x wiederholen

Dehnmethode: dynamisch / aktiv

Anvisierte Zielmuskulatur: großer Brustmuskel

Dehnübung 8: Schulterblattmuskulatur

Durchführung:

- feste Standposition, Füße dabei hüftbreit aufstellen, Knie minimal beugen
- der Rücken ist gerade und der Rumpf fest
- Arme auf Schulterhöhe nach vorne strecken und schließen
- Kinn zum Brustbein ziehen
- Arme so weit wie möglich nach vorne raus schieben
- Dehnposition statisch halten, Übung 4 x wiederholen

Dehnmethode: statisch / aktiv

Anvisierte Zielmuskulatur: Schulterblattretraktoren

Dehnübung 9: Trizeps

Durchführung:

- feste Standposition, Füße hüftbreit aufstellen, Knie minimal beugen
- der Rücken ist gerade und der Rumpf fest
- einen Arm hinter den Kopf führen und die Hand zwischen den Schulterblätter positionieren
- mit der anderen Hand den Ellenbogen des gebeugten Armes greifen und zur kontralateralen Seite ziehen
- der Kopf bleibt gerade und in Verlängerung der Wirbelsäule
- diese Dehnposition halten, Übung 4 x je Seite wiederholen

Dehnmethode: statisch / passiv

Anvisierte Zielmuskulatur: dreiköpfiger Armmuskel

Dehnübung 10: Nackenmuskulatur

Durchführung:

- feste Standposition, Füße dafür hüftbreit aufstellen, Knie minimal beugen

- der Rücken ist gerade und der Rumpf fest

- der Kopf ist aufgerichtet und die Nasenspitze zeigt geradeaus nach vorne

- anschließend den Kopf zu einer Seite neigen, das Ohr Richtung Schulter absenken, Nasenspitze geradeaus gerichtet halten, Kopf nicht seitlich drehen

- es erfolgt eine Schulterblattdepression auf der Gegenseite (aktiv)

- mit zusätzlichem Zug am Kopf auf die kontralaterale Seite mit der freien Hand, kann die Dehnung verstärkt werden (passiv)

- Dehnposition statisch halten, Übung 4 x je Seite wiederholen

Dehnmethode: statisch / Kombination aktiv-passiv

Anvisierte Zielmuskulatur: oberer Kaputzenmuskel

3.1 Begründung des Dehnprogramms:

Aufgrund des geäußerten Ziels der Probandin fit für den Alltag zu bleiben, wird dem Beweglichkeitstraining ein hoher Stellenwert angerechnet. Mangelnde Beweglichkeit kann bereits bei alltäglichen Bewegungen wie z. B. beim „Bücken" Schwierigkeiten hervorrufen, in manchen Fällen sogar zu Muskel- und Gelenkschmerzen beitragen (vgl. Walker, 2014, S. 15).

Die Probandin weist in manchen Gelenken und den entsprechenden gelenkumgebenden Strukturen höhere Beweglichkeitsdefizite auf, als in anderen. Für die, aus dem Beweglichkeitstest resultierenden Defizite, wurden daher entsprechende Übungen ausgewählt. Beispielweise bei der Wadenmuskulatur, wobei speziell der Zwillingswadenmuskel getestet wurde. Folglich kommt eine Dehnübung speziell für diese Mukelgruppe zum Einsatz. Hierbei (s. Dehnübung 1) liegt der Schwerpunkt auf dem zweigelenkigen Zwillingswadenmuskel (Eifler, 2015, S. 83).

Um die Verspannungen im HWS-Bereich zu beseitigen, wird eine Dehnungsübung (s. Dehnungsübung 10) für die in dem Bereich häufig betroffenen Muskeln, unter anderem dem Kaputzenmuskel, angewandt.

Darüber hinaus wurden zufolge von Empfehlungen der Autoren Nelson und Kokkonen alle großen Muskelgruppen weitgehend eingebunden (vgl. Nelson & Kokkonen, 2013, S. 6). Bei der Übungsauswahl wurden einfache Übungen, passend zum untrainierten Zustand, ausgewählt, sodass potentielle Schwierigkeiten vermieden werden können. Beispielsweise wird eine Dehnung der Kniegelenkextensoren in der Seitenlage auf dem Boden statt im Einbeinstand bevorzugt, da hier eine mangelnde Gleichgewichtsfähigkeit ein Problem darstellen könnte.

4 Trainingsplanung Koordinationstraining

Belastungsgefüge:

In der folgenden Tabelle wird das Belastungsgefüge in seiner Ganzheit dargestellt. Es gilt für alle zur Anwendung kommenden Übungen im Rahmen des Koordinationtrainings / Gleichgewichtstrainings.

Tabelle 4: Belastungsgefüge Koordinationstraining für einen Einsteiger

Häufigkeit pro Woche	täglich
Aufwärmen	5 Minuten
Gesamttrainingsdauer	15 Minuten
Haltedauer bei statischen Übungen	30 Sekunden
Wiederholungszahl bei dynamischen Übungen	8 Wiederholungen
Sätze / Serien	4 Sätze / Serien
Pausendauer	30 Sekunden

Übung 1: Verlagerung des Körperschwerpunktes

Durchführung:

- – feste Standposition, Füße dafür hüftbreit aufstellen, Knie minimal beugen
- – Arme seitlich hängen lassen, Schultern tief lassen
- – Rumpfmuskulatur anspannen „Bauchnabel zur Wirbelsäule"
- – das Becken leicht nach hinten kippen

- anschließend den Körperschwerpunkt in eine Himmelsrichtung verlagern z. B. nach Norden, dazu Oberkörper mit geradem Rücken vor lehnen, Füße bleiben dabei fest auf dem Boden, danach in Ausgangsposition zurückkehren

- dies für alle Himmelsrichtungen durchführen

Übung 2: Verlagerung des Körperschwerpunktes mit geschlossenen Augen

Durchführung:

- siehe Übung 1, allerdings werden hierbei die Augen geschlossen

Übung 3: Einbeinstand

Durchführung:

- feste Standposition, Füße dafür hüftbreit aufstellen, Knie minimal beugen

- Rumpfmuskulatur anspannen „Bauchnabel zur Wirbelsäule"

- ein Bein leicht angewinkelt vom Boden abheben

- diese Position / das Gleichgewicht halten

Übung 4: Einbeinstand mit geschlossenen Augen

Durchführung:

- siehe Übung 3, allerdings werden hierbei die Augen geschlossen

Übung 5: Einbeinstand mit Beinschwingen

Durchführung:

- siehe Übung 3, allerdings wird hier mit dem angehobenen Bein vor und zurück geschwungen

Übung 6: Einbeinstand mit Beinschwingen mit geschlossen Augen

Durchführung:

- siehe Übung 5, allerdings werden hierbei die Augen geschlossen

Übung 7: Beidbeininge Standstabilisation auf Therapiekreisel

Durchführung:

- zwei Therapiekreisel nebeneinander legen und jeweils ein Fuß mittig darauf positionieren

- eine feste Standposition, wie bereits bei den vorherigen Übungen beschrieben, einnehmen

- Gleichgewicht halten

Übung 8: Beidbeinige Standstabilisation auf Therapiekreisel mit geschlossenen Augen

Durchführung:

- siehe Übung 7, allerdings werden hierbei die Augen geschlossen

Übung 9: Beidbeinige Standstabilisation auf Therapiekreisel mit Ballrollen um den Rumpf

Durchführung:

- siehe Übung 7, allerdings wird hier ein Ball als Hilfsmittel eingesetzt

- nachdem die Standstabilisation erfolgt ist, wird der Ball mittels der Hände um den Rumpf herum „gerollt"

Übung 10: Einbeinige Standstabilisation auf Therapiekreisel

Durchführung:

- einen Fuß mittig auf einen Therapiekreisel setzen

- das andere Bein leicht anheben, sodass das Gleichgewicht allein durch das Standbein stabilisiert werden muss

4.1 Begründung des Koordinationsprogramms:

Der Koordination kommt eine zentrale Rolle als Grundbaustein aller motorischen Fertigkeiten zu. Neben des Erreichens einer ökonomischen Bewegungsqualität bei einem Bewegungsablauf (vgl. Häfelinger & Schuba, 2013, S. 16), ist es unter Anderem Ziel eine Bewegungssicherung für die körperlichen Aktivitäten im Alltag zu gewährleisten. Dies kommt dem persönlichen Ziels des „ Fit-Seins" im Alltag sehr nahe. Zudem geht oft ein gutes Wohlbefinden einher.

Unter Beachtung des Alters („Fünfzig") wird ein zielgruppengerechtes Training erstellt. Besonders für Ältere Menschen gilt: keine Überforderungen (vgl. Bredenkamp, 1998, S. 20). Hierbei wird auch der untrainierte Zustand der Person berücksichtigt.

Aus diesem Grund sollte der Ermüdungsgrad nicht zu hoch sein, die Inhalte dennoch anspruchsvoll, sodass eine bestmögliche Verbesserung der Koordination angestrebt wird. In diesem Sinne haben die Übungen eine systematisch aufeinander aufbauende Anordnung. Beginnend mit einer ganz simplen Übung, wird Schritt für Schritt durch veränderte Bedingungen eine höheres Maß an Anforderung bezweckt. Dies ist ansatzweise vergleichbar mit dem Prinzip der steigenden Belastung (vgl. Bredenkamp, 1998, S. 109).

Anknüpfend zu dem Leitsatz „eher Häufigkeit vor Umfang" soll ein ganzheitliches, kompaktes Beweglichkeitstraining täglich absolviert werden (vgl. Eifler, 2015, S. 180). Die Probandin führt täglich ein Beweglichkeitstraining durch, somit sind die lokalen Voraussetzungen zur Durchführung des Koordinationstrainings bereits vorhanden, da sie ohnehin in einem Fitnessstudio ist. Aufgrund des geringeren Umfangs passt das Koordinationstraining ebenfalls in ihren zeitlichen Verfügungsrahmen. Ergänzend ist zu sagen, dass nur ein kontinuierliches Training den Erfolg verspricht (vgl. Bredenkamp, 1998, S. 116).

5 Literaturrecherche

Thema: Effekte des Dehnens im Hinblick auf eine Verletzungsprophylaxe

Tabelle 5: Wissenschaftliche Studien: Dehnen - Verletzungsprophylaxe

	1. „Effects of a Static Stretching Program on the Incidence of a Lower Extremity Musculotendinous Strains"	2. „Increasing hamstring flexibility decreases lower extremity overuse injuries in military basic trainees"
Wer hat die Studien durchgeführt?	Kevin M. Cross & Ted W. Worrell	Hartig D. E. & Henderson J. M.
In welchem Jahr wurden die Studien publiziert?	1999	1999
Mit welchen Versuchspersonen wurden die Studien durchgeführt?	195 Football-Spieler einer 3. Abteilung eines Colleges	Versuchspersonen waren Teilnehmer der Grundausbildung beim Militär. Die Kontrollgruppe bestand aus 148 Personen und die Untersuchungsgruppe aus 150.
Wie sah der Versuchsaufbau aus?	Untersucht wurde das Auftreten Muskelsehen-Stämmen der Football-Spieler in der Saison 1994/ 1995 unter konsistent bleibenden Variablen. In der Saison 1994 fand kein Dehnprogramm statt, 1995 kam eins für die unteren Extremitäten zum Einsatz. Gemessen wurde die Zahl der Muskel-Sehnen-Stämme 1 Tag nach den Übungen/ Spielen 1994/ 1995.	Zuerst wurde mit allen Versuchspersonen ein Flexibilitätstest durchgeführt (Achillessehne). Nach der 13. Woche in der Grundausbildung wurde dieser Test wiederholt. Beide Gruppen folgten dem selben Ausbildungsprogramm, die Untersuchungsgruppe dehnte zusätzlich 3 mal am Tag die entsprechende Muskelgruppe. Verletzungen der unteren Extremitäten durch Überbeanspruchung wurden medizi-

		nisch erfasst.
Schlussfolgerungen	Die Auswertung der Messungen zeigt eine deutliche Abnahme der Inzidenz der Muskel-Sehnen-Stämmen bei Anwendung eines statischen Dehnprogramms.	Die Auswertung der Datenerfassung zeigt, dass die Untersuchungsgruppe eine höhere Flexibilität der Achillessehne aufzeigt, sowie eine signifikant geringere Anzahl an Verletzungen der unteren Extremitäten im Vergleich zu der Kontrollgruppe. Somit stellt eine bessere Flexibilität der Achillessehne ein geringeres Verletzungsrisiko der unteren Extremitäten bei Überbeanspruchung im Rahmen der Grundausbildung beim Militär dar. Diese konnte durch ein regelmäßiges Dehnen der entsprechenden Muskelgruppe (vgl. Untersuchungsgruppe) erzielt werden.

6   Literaturverzeichnis

Bredenkamp, A. (1998). *Trainieren im Sportstudio* [2. überarbeitete Auflage]. Fitness Contur Verlag: Rödinghausen.

Cross, K. M. & Worrell, T. W. (1999). „Effects of a Static Stretching Program on the Incidence of a Lower Extremity Musculotendinous Strains": *Journal of Athletic Training, 34 (1): 11-14.* http://www.ncbi.nlm.nih.gov/pmc/articles/PMC1322867/. Zugriff am 21.10.15

Eifler, C. (2015). *Trainingslehre 3.* Studienbrief: Saarbrücken.

Häfelinger, U. & Schuba, V. (2013). *Koordinationstherapie – Propriozeptives Training.* [6. Auflage] Meyer & Meyer Verlag: Aachen.

Hartig, D. E. & Henderson, J. M. (1999). „Increasing hamstring flexibility decreases lower extremity overuse injuries in military basic trainees": *The American Journal of Sports Medicine, 27 (2): 1763-6.* http://www.ncbi.nlm.nih.gov/pubmed/10102097. Zugriff am 21.10.15

Janda, V. (2000). *Manuelle Muskelfunktionsdiagnostik.* Urban & Fischer Verlag: München.

Nelson, A. & Kokkonen, J. (2013). *Stretching Anatomie: Der vollständig illustrierte Ratgeber für die anatomisch richtige Muskeldehnung und -kräftigung.* Stiebner Verlag GmbH: München.

Walker, B. (2014). *Anatomie des Stretchings: Mit der richtigen Dehnung zu mehr Beweglichkeit* [1. erweiterte und überarbeitete Auflage]. Riva Verlag, ein Imprint der Münchener Verlagsgruppe GmbH: München.

7   Tabellenverzeichnis

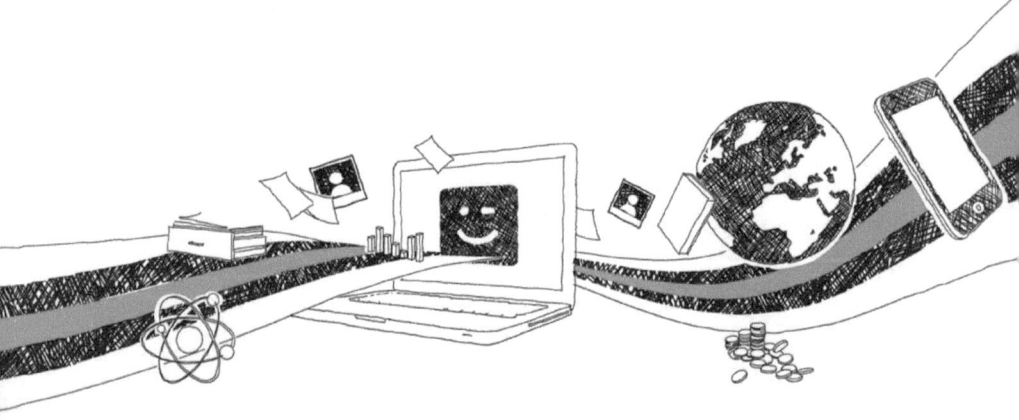
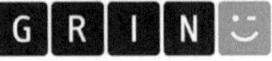